Dr Georges SAUVAGE

Contribution à l'étude

Des Fractures intra-articulaires de l'épaule

par contraction musculaire ou par rotation forcée

TRÉVOUX
Imprimerie Jules JEANNIN
Rue du Port
1914

CONTRIBUTION A L'ÉTUDE

DES

FRACTURES INTRA-ARTICULAIRES DE L'ÉPAULE

PAR CONTRACTION MUSCULAIRE OU PAR ROTATION FORCÉE

Dr Georges SAUVAGE

Contribution à l'étude

Des Fractures intra-articulaires de l'épaule

par contraction musculaire ou par rotation forcée

TRÉVOUX
Imprimerie Jules JEANNIN
Rue du Port
1914

A LA CHÈRE MÉMOIRE DE MON PÈRE

Conservateur des Eaux et Forêts,
Chevalier de la Légion d'honneur.

A MON ONCLE LOUIS SAUVAGE

Professeur à la Faculté des Sciences de Marseille.

A TOUS LES MIENS

A MON PRÉSIDENT DE THÈSE

MONSIEUR LE PROFESSEUR VALLAS

Chirurgien-Major à l'Hôtel-Dieu.

A MESSIEURS LES PROFESSEURS AGRÉGÉS

PATEL, LATARJET ET COTTE

Groupe de la rotation postéro-externe.

1 PE Sus-épineux. 2 PE Sous-épineux. 3 PE Petit Rond.
H Humérus.

Groupe de la rotation antéro-interne.

1 AI Sous-scapulaire. 3 AI Grand Rond.
2 AI Grand Pectoral. 4 AI Grand Dorsal.

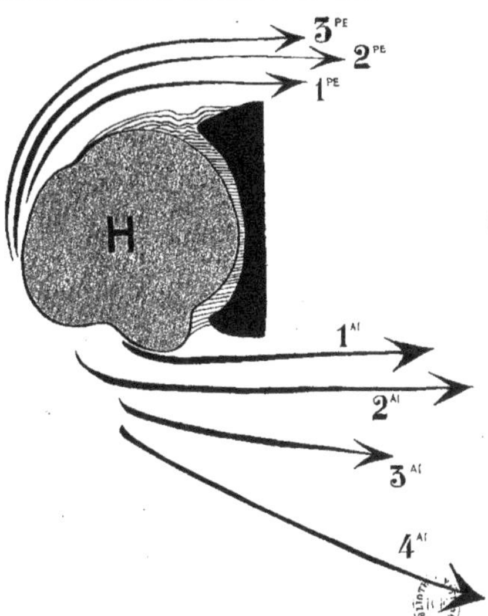

Fig. 1. — Schéma en coupe transversale de la rotation antéro-interne de l'épaule.

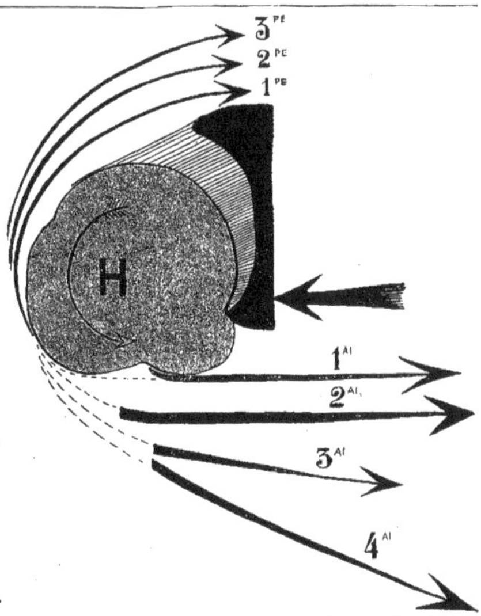

Fig. 2. — Schéma en coupe transversale de la rotation forcée antéro-interne de l'épaule.

Fig. 3

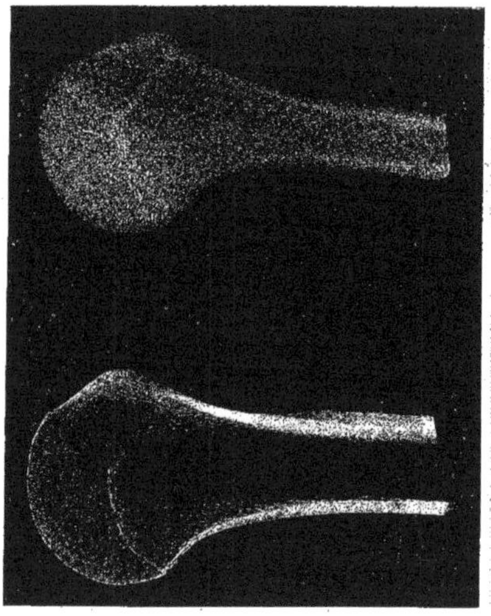

Fig. 2

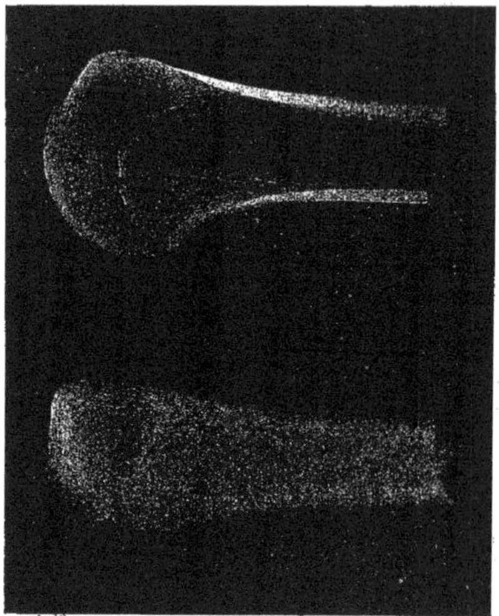

Radiographies des coupes parallèles de l'humérus, sur lequel ont porté les manœuvres de traumatisme expérimental. On voit sur ce sujet jeune la trace nette du cartilage de conjugaison. Le trochin présente un renforcement de tissu compact, en-dedans de lui, une zone de raréfaction du tissu spongieux.

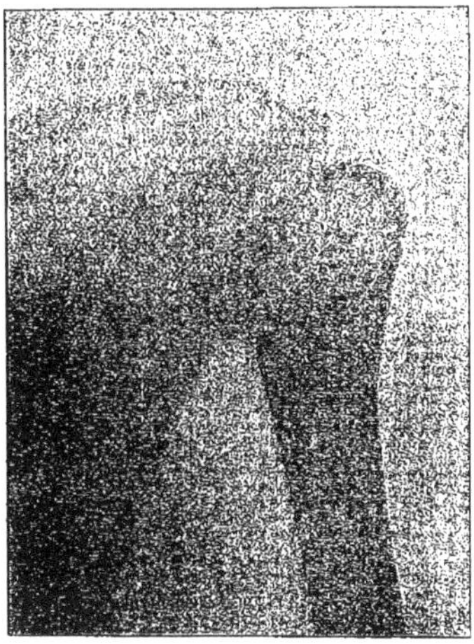

Fig. 4. — Radiographie du sujet de l'observation I. Le trait de fracture de la calotte humérale se distingue avec précision.

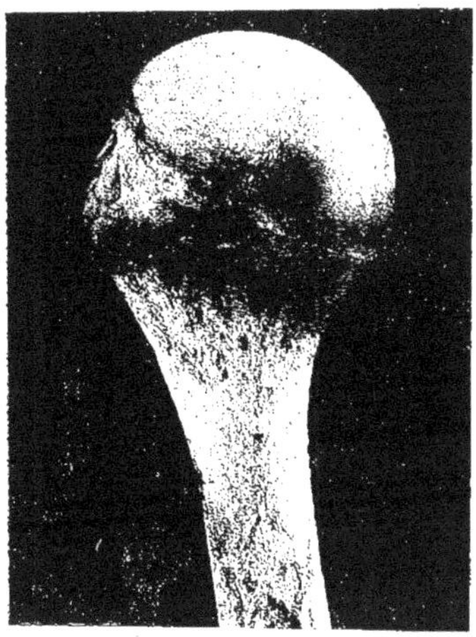

Fig. 5. — Photographie de la face antérieure de l'humérus soumis à un traumatisme expérimental par rotation forcée.

INTRODUCTION

Ce n'est pas sans une hésitation légitime, que nous avons entrepris l'étude des fractures humérales intra-articulaires, par contraction musculaire ou rotation forcée. Peu de sujets présentent, en effet, une documentation aussi minime, et tout l'historique concernant ces lésions peut tenir en une brève énumération.

Citons les travaux de Moscati, Desault, Boyer, Malgaigne, Hamilton, Gurlt, Packard, et plus récemment les mémoires de Panas, de Poncet (de Lyon), de Curtillet, de Hennequin, Broca et Hartmann, Poirier et Mauclaire, de Rieffel, de Jouon ; les thèses de Conte, de Bibard, de Poutrin, pour ne signaler que ceux qui se rapprochent le plus du sujet que nous traitons. Les auteurs ont passé presque complètement sous silence le point spécial sur lequel nous voulons insister.

Si nous n'avions eu l'appui et les conseils de notre très-cher ami le Docteur Gallois, nous aurions dû renoncer à étayer notre hypothèse sur cette question cependant fort intéressante par la particularité et la logique de son mécanisme. Deux cas typiques, contrôlés par les radiographies dues à l'obligeance de M. le Docteur Destot, furent observés par le Docteur Gallois. Ce fut lui qui nous donna l'idée de ce travail et les conseils pour le poursuivre. Nous avons fait état de ces précieux documents, et c'est grâce à eux que nous avons pu tenter l'interprétation des faits cliniques qui avaient attiré notre attention.

Nos recherches ont été accueillies avec la plus grande bienveillance par M. le Professeur agrégé Latarjet, qui a bien voulu guider nos efforts, tracer notre travail anatomique à l'amphithéâtre et contrôler nos résultats expérimentaux. Ses conseils nous ont permis de résoudre les difficultés et de recueillir les faits précis nécessaires à notre argumentation. Nous lui en sommes tout particulièrement reconnaissant et tenons à le lui exprimer ici.

Nous ne pouvons nous dissimuler que le nombre restreint des documents que nous apportons à l'appui de notre thèse, peut en atténuer la portée. Mais nous espérons que la conception que nous proposons sur le mécanisme des fractures intra-articulaires de l'épaule pourra néanmoins rencontrer quelque crédit.

Notre travail comprendra quatre parties :

Après un exposé rapide de l'ensemble de la question, nons énumérerons dans un premier chapitre les observations et faits cliniques dont nous disposons et dont nous aurions souhaité présenter une statistique plus dense. Dans un second chapitre, nous étudierons le mécanisme des fractures et nous établirons par les déductions tirées de l'anatomie physiologique de l'articulation scapulo-humérale, nos conclusions sur ce sujet. C'est là le point capital de notre travail. Dans un troisième chapitre, nous passerons en revue l'étiologie et l'anatomie pathologique des affections traumatiques qui nous occupent et nous terminerons par un aperçu général de la symptomatologie et du traitement.

Avant d'entrer dans notre sujet, qu'il nous soit permis d'adresser nos remerciements les plus vifs à M. le Professeur Vallas, qui nous a fait le très grand honneur d'accepter la présidence de notre thèse, ainsi qu'à MM. les Professeurs agrégés Patel, Latarjet et Cotte, qui ont bien voulu constituer notre jury.

Nous renouvelons encore nos sentiments de gratitude au Docteur Gallois, qui nous a inspiré le sujet de cette étude et guidé dans le développement de notre travail.

Nous avons enfin l'agréable devoir d'exprimer à MM. les Professeurs Weil et Fabre, de la Faculté de médecine de Lyon, les souvenirs reconnaissants qui nous attachent à eux pour la bienveillance qu'ils n'ont cessé de nous témoigner pendant la durée de nos études médicales.

CHAPITRE PREMIER

Exposé du sujet. Faits cliniques.

Sous la désignation de fractures intra-articulaires de l'épaule, nous entendrons les fractures intra-capsulaires, c'est-à-dire siégeant soit sur la tête humérale, au col anatomique, soit sur le rebord de la cavité glénoïde. La tête de l'humérus peut-être seule fracturée. Le trait peut intéresser plus ou moins profondément le cartilage, ou encore le cartilage et le tissu spongieux sous-jacent, ou enfin détacher complètement toute la calotte articulaire. Ces fractures ont le même point de départ, au niveau du sillon circulaire qui circonscrit la tête humérale au-dessus des tubérosités, c'est-à-dire sur le col anatomique. Cette définition du col anatomique est adoptée par les anatomistes, contrairement à celle de Malgaigne qui en fait passer la limite du côté diaphysaire en dessous des tubérosités.

Dans les cas que nous avons à envisager, les fractures sont limitées à cette zone intra-articulaire ou mieux intra-capsulaire.

Mais il est bien certain que nous n'hésiterions pas à maintenir dans le même cadre des fractures plus étendues, lors même que le sillon délimitant la fracture empiéterait sur la périphérie et traverserait par places les insertions capsulaires, devenant de ce fait extra-capsulaire en un point de son trajet, Car, la cause de la lésion étant la même dans les divers cas, cette modification dans l'aspect du trait de fracture ne pourrait entraîner aucune différence en ce qui regarde l'étiologie et le mécanisme spécial de la lésion osseuse. Il reste cependant entendu que nous n'avons en vue que les fractures sus-tuberculaires, c'est-à-dire articulaires, de la tête de l'humérus.

En ce qui concerne la cavité glénoïde, nous considérerons les fractures qui siègent exclusivement sur les bords de cette surface articulaire et se prolongent plus ou moins loin dans son intérieur. Pas plus pour la cavité glénoïde que pour la tête humérale, nous n'exclurons de notre groupe de fractures celles qui, partant du rebord de la glène, gagneraient sur une longueur variable le col anatomique de l'omoplate : le point essentiel que nous tenons à préciser, c'est que ce sont des lésions à point de départ intra-articulaire pouvant exceptionnellement s'irradier en dehors de cette zone.

Les décollements juxta-épiphysaires, qui font également partie du sujet de notre étude, peuvent aussi par places dépasser les limites de l'insertion capsulaire et devenir extra-articulaires. Mais nous les admettrons dans le groupe des intra-articulaires vraies, car les conditions et les modalités de leur production sont identiques et nous les retiendrons au même titre, le but de notre travail étant surtout de mettre en évidence le mécanisme particulier des fractures ou des décollements juxta-épiphysaires par contraction musculaire et par rotation antéro-interne forcée du membre supérieur.

Notre sujet étant ainsi délimité nettement, nous allons présenter les observations que nous avons pu recueillir. Qu'elles soient dues à des contractions musculaires ou à une violence extérieure produisant une rotation forcée, ces fractures intra-articulaires sont extrêmement rares, et en faisant des recherches dans les différents traités et mémoires, nous n'avons pu en recueillir qu'un petit nombre de cas isolés. Les auteurs classiques s'accordent, en effet, pour attribuer simplement aux violences extérieures, chocs, chutes sur le moignon de l'épaule et sur le coude, etc., les lésions portant soit sur la tête humérale, soit sur le rebord de la cavité glénoïde, soit enfin sur toutes deux. Nous le répétons, nos recherches ont porté sur une grande quantité de travaux antérieurs, et les résultats se chiffrent par un nombre fort restreint de cas. Malgré cette pénurie de faits cliniques, nous croyons cependant possible d'en tirer des indications suffisantes pour préciser certaines particularités du mécanisme de l'évolution de ces fractures.

Elles présentent un caractère particulier : c'est de se rencontrer aux deux âges extrêmes de la vie, chez les vieillards et chez les jeunes sujets.

Chez les premiers, les observations sont peu nombreuses, car elles ne donnent pas de signes très marqués à l'examen clinique et ne sont révélées actuellement que par la radiographie. Chez les seconds, au contraire, la forme la plus constante est le décollement juxta-épiphysaire, décrit et observé par tous les anciens auteurs, en raison de l'importance plus grande des symptômes fonctionnels, tant immédiats que tardifs, qui s'imposaient à l'observation du clinicien.

Voici les faits que nous avons pu recueillir :

OBSERVATION I

Fracture intra-capsulaire de la tête humérale. — Décapitation de la calotte articulaire.

(Observation due au Dr Gallois).

Less..., 61 ans, ouvrier mécanicien, soulevait une pièce de fonte du poids de 70 kilogs, pour la placer sur un établi. Au moment de déposer cette lourde masse qu'il tenait appuyée contre la poitrine, il imprima à ses bras un violent mouvement de rotation de droite à gauche. A ce moment, il perçut un craquement dans l'épaule, ressentit une vive douleur et le bras retomba inerte.

Le lendemain, quand nous vîmes ce blessé, il souffrait beaucoup de l'épaule et ne pouvait faire aucun mouvement du bras. L'articulation était distendue par un volumineux épanchement qui ne permettait pas de faire une exploration minutieuse de l'épaule. Nous crûmes à une entorse avec arrachement probable d'une tubérosité de la tête humérale et immobilisâmes le bras pendant plusieurs jours.

Lorsque l'épanchement eut disparu, ce qui nécessita plusieurs semaines, nous constatâmes que les craquements articulaires étaient de plus en plus gros. Nous ne pûmes noter cependant ni déformation, ni raccourcissement appréciables, ni saillies osseuses ; la palpation sur la face antérieure de l'articulation était seule douloureuse.

Le blessé exécutait assez bien des mouvements provoqués d'abduction et de projection en avant et en arrière, mais d'une amplitude assez limitée.

La persistance de l'impotence fonctionnelle et des douleurs conduisit à faire radiographier le sujet. L'épreuve radiographique, faite par le docteur Destot, montra nettement qu'il s'agissait d'une fracture de la tête humérale dont la calotte articulaire avait été détachée.

Nous avons suivi ce malade assez longtemps, un an environ, et nous avons pu nous rendre compte que les mêmes symptômes persistaient. La calotte articulaire ne s'était certainement pas soudée et n'avait pas subi de résorption appréciable.

OBSERVATION II

Fracture intra-articulaire du rebord glénoïdien.

Tep..., 71 ans, était occupé à serrer un écrou au moyen d'une clef anglaise et déployait toute sa vigueur pour bloquer à fond. La clef ayant brusquement échappé, le bras droit fut violemment projeté en avant et en dedans. Le blessé ressentit aussitôt une douleur soudaine et très vive dans l'épaule et ne put continuer à se servir de son bras. Il fut examiné peu de temps après l'accident et cet examen ne révéla aucune lésion de la tête humérale, mais uniquement une zone très douloureuse localisée à la face antérieure de l'articulation.

Une radiographie exécutée par M. le docteur Destot montra une fracture du rebord glénoïdien à sa partie antérieure et moyenne. L'image radiographique permit de constater une fracture d'une étendue de 1 centimètre environ, mais n'atteignant pas le centre de la cavité glénoïde.

Les douleurs et l'impotence fonctionnelle persistèrent pendant une durée d'environ 2 mois et le malade ne recouvra que très lentement l'usage de son bras dont les mouvements restèrent, en outre, toujours assez limités.

OBSERVATION III

Fractures bilatérales par enfoncement de chaque tête humérale résultant de convulsions musculaires chez une éclamptique.

(Résumé d'une observation de M. le professeur Aug. Polosson. — *Revue de Chirurgie*, 1888).

Cette observation porte sur des pièces trouvées à l'amphithéâtre, dans les salles d'opération de M. le professeur Poncet, et provenant d'une femme de 30 ans qui avait succombé à des crises d'éclampsie.

Ces lésions consistent dans un enfoncement de la partie cartilagineuse des têtes humérales. La dépression siège sur la partie antérieure de la tête, près du bord du cartilage, immédiatement au-dessus du petit trochanter. Elle présente la forme d'une gouttière longue de 2 cent. 1/2 à 3 centimètres et profonde de 5 à 6 millimètres. Le cartilage s'infléchit vers le fond de cette gouttière et présente, vers la partie la plus profonde, un éclatement accompagné de fissures irradiées.

Si l'on remet en place les têtes humérales, on voit que les dépressions correspondent aux bords antérieurs des cavités glénoïdes de l'omoplate. Ces bords se logent exactement dans les enfoncements en gouttière. On s'explique ainsi le mécanisme de ces fractures : la contraction musculaire a été assez violente pour appliquer les têtes humérales contre le bord des cavités glénoïdes et faire pénétrer le bord saillant de ces cavités dans le tissu spongieux de la tête. Les dépressions siégeant en avant ont dû être produites dans un mouvement d'adduction semblable à celui que l'on produit lorsqu'on croise les bras. Ce sont les muscles grand pectoral et sous-scapulaire qui agissent surtout dans ce mouvement. Mais les autres muscles de l'épaule ne devraient pas être inactifs; leur contraction violente était nécessaire pour maintenir la tête sur le rebord glénoïdien et l'empêcher de glisser en avant. Tous les muscles de l'épaule sont, du reste, infiltrés par des épanchements sanguins. Ces ecchymoses témoignent de contractions assez violentes pour produire des ruptures musculaires et des hématomes interstitielles. Les cavités glénoïdes sont intactes.

OBSERVATION IV

Décollement juxta-épiphysaire de la tête de l'humérus.

(Ricard, in Thèse de Bibard).

Une altercation s'étant élevée entre un jeune ouvrier et son patron, celui-ci le saisit par le milieu du bras gauche et le tordit violemment pour pousser dehors son adversaire.

Aussitôt, bien que le jeune homme n'eut reçu aucun choc direct, une douleur très vive se manifesta au niveau de l'épaule et le bras demeura inerte et incapable d'exécuter aucun mouvement.

A l'examen fait le lendemain, le malade ne présentait aucune déformation, qu'un léger écartement du coude en dehors du tronc ; mais aucune saillie dans le creux de l'aisselle, ni dans la région sous-claviculaire ne fut constatée.

Le diagnostic fut établi sur l'existence d'une sensation douloureuse très vive et limitée, siégeant à deux travers de doigt au-dessous de l'acromion, accompagnée d'une crépitation provoquée au même point par un léger mouvement de rotation en dedans.

OBSERVATION V

Décollement juxta-épiphysaire par engagement du bras dans les rais d'une roue.

(Cas de Champion, in Thèse de Bibard). Résumé.

Un enfant de 11 ans, assis sur une charrette, eut le bras pris dans la jante de la roue, dont la rotation rapide engagea soudain et successivement la manche de la chemise, l'avant-bras, puis le bras et entraîna le corps qui fut renversé en arrière et traîné durant quelques pas, le dos tourné vers la roue. L'enfant succomba 22 heures après l'accident.

La pièce a été conservée et se voit encore au Musée Dupuytren, sous le n° 92.

Elle présente un grand lambeau de périoste adhérent à l'épiphyse et qui a été détaché du côté postéro-externe de la diaphyse.

Le décollement paraît avoir commencé du côté opposé ; sur la convexité diaphysaire et la concavité épiphysaire, on peut remarquer certaines particularités anatomiques (sans rapport avec la question présente).

OBSERVATION VI

Décollement de l'épiphyse humérale supérieure.

(Hamilton).

Dans son traité, Hamilton rapporte l'observation d'un décollement de l'épiphyse supérieure de l'humérus survenu dans des conditions assez surprenantes, étant donné le faible degré de la cause efficiente. Le simple jeu des muscles dans l'action de lancer une balle avait produit ce traumatisme ; dans ce cas, quelle que soit la violence de l'effort, on peut s'étonner de la disproportion de la cause et de l'effet.

D'autres cas, dont nous n'avons pu trouver les observations *in extenso* et qui sont relatés principalement dans le travail de Jouon (*Revue d'Orthopédie*, 1902), s'ajoutent aux faits que nous venons brièvement d'énoncer. Il s'agit, dans un cas, d'une torsion du bras produite par une courroie de transmission (cas de Smith) ; dans un autre cas, d'une torsion du bras chez une fillette de 8 ans, par sa nourrice (cas d'Owen). On trouve également de nombreux faits signalant des décollements épiphysaires à la suite de manœuvres ou traumatismes obstétricaux. La thèse de Bibard en rapporte plusieurs exemples.

Nous avons également retrouvé, mais sans détails, des observations de fracture par décollements juxta-épiphysaires s'étant produits dans des circonstances analogues au cas cité d'Hamilton, c'est-à-dire résultant de l'action de lancer (balle, jet de pierres, etc.).

En ce qui concerne les fractures du rebord glénoïdien, il existe un certain nombre d'observations ; mais ce ne sont pas des cas purs et il est difficile de les rapporter uniquement au mécanisme de fracture que nous voulons étudier. C'est plus spécialement dans les luxations de l'épaule que nous les avons trouvé indiquées.

Il semble probable qu'avec les procédés actuels d'investigation apportés par la radiographie, le nombre des faits répondant à ce mécanisme de torsion et de contraction musculaire s'augmentera dans de sensibles proportions. En tous cas, l'application systématique de la radiographie aux diagnostics des traumatismes de l'épaule, ne pourrait avoir que d'excellents résultats et contribuerait puissamment à consolider les hypothèses qu'on pourrait formuler dans cet ordre de faits.

CHAPITRE II

Mécanisme. Anatomie physiologique de l'articulation de l'épaule.

Le mécanisme des fractures intra-articulaires de l'épaule, qu'elles soient dues à une contraction musculaire violente où à une rotation forcée antéro-interne, doit, dans les deux cas, si on s'en rapporte aux observations que nous venons d'indiquer, relever de causes identiques. Il ne peut être question dans ces faits, bien que l'idée s'en présente naturellement à l'esprit, d'arrachements osseux, puisqu'aucun muscle ne prend insertion sur la portion intra-capsulaire de la tête ou du col anatomique ou du rebord glénoïdien. Ce n'est donc pas dans les notions courantes que nous possédons sur le mécanisme des fractures en général, que nous trouverons la réponse à la question que nous nous posons ; les lésions que nous considérons ne succèdent, en effet, ni à des chocs, ni a des contusions, ni à des chutes, ni même à des arrachements capsulaires. Nous avons dû, pour nous faire une opinion à ce sujet, examiner attentivement l'articulation de l'épaule, son fonctionnement normal et surtout les dispositions anatomiques qui en limitent les mouvements dans les conditions ordinaires. Aussi est-ce de l'étude de l'anatomie et de la physiologie de l'articulation scapulo-humérale que nous espérons pouvoir déduire le mécanisme réel de ces fractures spéciales.

Nous examinerons donc en premier lieu les surfaces osseuses, tête humérale et cavité glénoïde ; puis nous étudierons leurs moyens d'union et les muscles qui sollicitent les mouvements de l'épaule.

La tête humérale, dans sa portion intra-capsulaire, se présente sous la forme d'une calotte hémisphérique, limitée à sa base distale par une dépression en sillon circulaire qui correspond assez bien, dans sa plus grande partie, à la zone occupée chez l'adolescent par le cartilage de conjugaison : c'est le col anatomique. Cette dépression, vue de l'intérieur de l'article, apparaît plus accusée au niveau des tubérosités de la tête, trochin et trochiter, constituées par des massifs osseux dont le relief présente une grande importance mécanique dans la production des fractures à ce niveau, ainsi que nous le verrons ultérieurement. La tête humérale regarde normalement en dedans, en arrière et en haut.

La cavité glénoïde est une surface articulaire ovale à grand axe vertical, très peu concave, à rebords prismatiques triangulaires renforcés par un bourrelet fibreux très épais et très résistant (Pfannenrand, bande fibreuse des Allemands), qui se continue par son bord libre avec la couche fibreuse la plus interne de la capsule articulaire. Ce fibro-cartilage fibro-articulaire augmente légèrement la surface de réception de la tête humérale.

Ces surfaces osseuses sont en contact dans une cavité close formée par une enveloppe fibreuse qui s'insère sur chacune d'elles et est doublée intérieurement par la synoviale. Cette enveloppe, qui constitue la capsule articulaire, est construite par des fibres longitudinales gléno-humérales, avec quelques fibres circulaires surtout visibles en avant. Elle est extrêmement résistante à sa partie antérieure, par suite de la présence de trousseaux fibreux ou ligaments bien décrits par Farabeuf et qui ne permettent qu'un faible chevauchement en avant aux deux surfaces articulaires. Sans nous arrêter au ligament coraco-huméral dont le bord postérieur se fusionne avec la capsule et ne semble pas mériter l'appellation de suspenseur de la tête qui lui a été attribuée, nous porterons notre attention sur les trois ligaments classiquement décrits sous le nom de gléno-huméraux. Le supérieur, sus-gléno sus-huméral s'étend de la partie supérieure de la cavité glénoïde à la petite tubérosité de l'humérus ; le moyen est sus-gléno-pré-huméral, s'insère inférieurement à la face antérieure de la tête ; le pré-gléno-sous-huméral constitue le troisième ligament : c'est le plus fort et le plus résistant, et il se confond très fréquemment par son bord supérieur avec le bord inférieur du précédent. Par ce doublage fibreux, la capsule va s'épaississant de haut en bas et est toujours plus forte en avant qu'en arrière. La partie postérieure est au contraire ténue, extensible et se laisse facilement dilater par les injections intra-articulaires. D'après le professeur Testut, cette capsule « est excessivement lâche et permet aux deux surfaces articulaires, lorsqu'on insufle de l'air ou qu'on pousse une injection dans la synoviale, un écartement de 2 ou 3 centimètres ». Nous arrêterons là cette description succincte, qui suffira néanmoins pour appuyer les arguments de notre discussion

Rappelons maintenant la disposition des insertions humérales des muscles péri-articulaires qui se distribuent en deux groupes, l'un antérieur, l'autre postérieur.

Le groupe antérieur comprend deux muscles importants : le sous-scapulaire et le grand pectoral. Le premier de ces muscles possède, en même temps qu'un rôle d'application et de fixation de la tête humérale contre la glène, une action de rotation en dedans. Le grand pectoral a pour effet de produire une adduction puissante avec, peut-être, une légère rotation en dedans, en raison de son insertion sur la lèvre externe de la coulisse bicipitale.

Le groupe postérieur rassemble un plus grand nombre de muscles. Partant en bouquet de la tête humérale pour prendre des insertions scapulaires postérieures, trois muscles se présentent : tout d'abord le sus-épineux, très adhérent à la capsule vers son insertion humérale ; le sous-épineux, un peu moins solidaire de cette enveloppe fibreuse ; le petit rond dont on peut disséquer l'insertion très près de la surface osseuse en l'isolant de ses connexions capsulaires. Ce premier faisceau de muscles s'insère en patte d'oie sur la grosse tubérosité. Plus bas, deux autres muscles s'attachent en dessous du col chirurgical, sur la lèvre interne de la coulisse bicipitale : le grand rond et le grand dorsal, rotateurs en dedans, abaisseurs et adducteurs en arrière.

Si, au lieu de classer ces muscles au point de vue purement topographique, nous les envisageons dans leur rôle physiologique, nous serons amenés à les répartir en deux variétés : les rotateurs antéro-internes, les rotateurs postéro-externes. Au premier groupe appartiendront le sous-scapulaire, le grand rond, le grand dorsal, legrand pectoral. Au deuxième le sus-épineux, le sous-épineux et le petit rond. A comparer la masse musculaire active constituée par le premier groupe avec le faible antagonisme des trois muscles rotateurs externes, on voit quelle inégalité de puissance se répartit sur la tête humérale, suivant qu'on assiste à une rotation antéro-interne ou postéro-externe. On conçoit bien que la première puisse devenir, sous l'action d'une violente contraction musculaire, une rotation forcée.

Ces dispositions rapidement mentionnées, voyons maintenant comment se comporte la tête humérale dans les mouvements de rotation en dehors et en dedans. Pour les anatomistes, ces mouvements sont limités par la capsule articulaire; celle-ci se tend du côté opposé à la rotation, elle limite l'amplitude. L'enroulement des tendons des muscles passifs de l'articulation contribue également à cette limitation.

Cette conception qu'on pourrait presque dire classique est trop simpliste. Admettons que la capsule articulaire de l'épaule, très résistante en avant, joue un rôle d'arrêt dans les mouvements de rotation externe, en combinant son action à l'enroulement des tendons musculaires des rotateurs en dedans; il n'en est plus de même en arrière, ainsi que nous l'avons mentionné. La laxité de la capsule ne peut, en effet, opposer un élément de résistance à la rotation en dedans, et le groupe des muscles scapulaires postérieurs n'est pas suffisant pour suppléer à la faible résistance des fibres capsulaires postérieures. Force a donc été pour nous de chercher une raison plus tangible de la limitation de ce mouvement de la tête humérale en dedans.

Nous avons procédé à cette étude de la façon suivante :

Sur un sujet d'amphithéâtre, nous avons mis à découvert l'articulation de l'épaule en sectionnant et relevant le deltoïde. Nous pouvions dès lors suivre avec le doigt l'excursion de la tête humérale dans les mouvements de rotation interne. Il est facile maintenant de constater que, si le bras est porté en adduction et rotation interne, le trochin vient se mettre en contact avec le rebord de la cavité glénoïde et joue en quelque sorte le rôle de cran d'arrêt.

Continuant notre recherche, nous avons voulu apporter plus de précisions en nous plaçant à peu près dans les circonstances semblables à celles qui ont déterminé le traumatisme dans les cas observés. Sur deux sujets entiers, sans découverte préalable de l'articulation, nous avons immobilisé l'omoplate ; puis, portant le bras en adduction, nous avons produit de violents mouvements de rotation antéro-interne. Nous avons alors constaté que la limitation du mouvement était bien exactement causée par la rencontre du rebord glénoïdien avec le col anatomique. Il existait, en effet, nettement, sur un de nos sujets, une petite encoche à la base du trochin dans l'intérieur de la capsule (fig. 5). Parallèlement on pouvait constater un léger décollement du bourrelet qui borde la cavité glénoïde. Ce fait de la rencontre de deux surfaces est donc à nos yeux bien démontré et rappelle assez bien les lésions mentionnées dans l'observation III (A. Pollosson).

Sous la direction de M. le professeur agrégé Latarjet, nous avons répété nos recherches en ajoutant quelques variantes dans les conditions de l'expérimentation. Sur un sujet de 20 ans, après avoir séparé du tronc le membre supérieur et le scapulum, et mis à nu l'articulation, nous avons procédé à de nouvelles vérifications. Nous avons fixé solidement entre le mors de l'étau, l'omoplate revêtu de ses muscles, de façon à ne pas entraver l'extension de ces derniers. Le bras pendait en position naturelle, intermédiaire à la pronation et à la supination.

Nous lui avons imprimé un mouvement de

rotation externe et nous avons pu déplacer le trochin en arrière sur un arc de 90° environ, avant d'atteindre la tension limite de la capsule doublée de ses trousseaux fibreux antérieurs. Ces ligaments affectaient une direction beaucoup plus horizontale, comme si la tête de l'humérus avait fait une légère ascension le long du grand axe de la cavité glénoïde. Quant au tendon du sous-scapulaire, il subissait un enroulement, mais si mollement, qu'on est amené à douter de l'influence de ce facteur musculaire dans la limitation des rotations postéro-externes.

Envisageons maintenant le mouvement de rotation interne en prenant le trochin comme point de repère; nous voyons celui-ci buter contre la glène et s'appliquer étroitement par sa face interne contre le rebord. En répétant le mouvement avec violence, on perçoit très nettement le choc des deux surfaces résistantes : c'est la collision du col anatomique avec le rebord glénoïdien.

Si maintenant, au lieu de laisser le bras dans sa position de repos vertical, nous le plaçons en abduction et en élévation, avant d'effectuer la rotation, nous voyons que le contact tarde à se produire et que l'amplitude de la rotation est beaucoup moins limitée. Au contraire, dans l'adduction avec élévation, la limitation avec choc se produit très rapidement.

Pour confirmer ces premiers résultats, nous avons, après avoir réalisé la limitation de la rotation antéro-interne, sectionné le trousseau musculaire postérieur. Nous avons pu nous rendre compte que la rotation avait déjà atteint sa limite avant cette section et que l'arrêt de la tête humérale dans cette position persistait sans modification. Donc les muscles scapulaires postérieurs ne jouent aucun rôle d'arrêt.

Nous n'avons pas eu à l'amphithéâtre l'occasion d'expérimenter sur de très jeunes sujets pour reproduire les décollements juxta-épiphysaires relatés dans les observations.

A l'appui de ces expériences, nous rapporterons, sur les mouvements de rotation de l'épaule, l'opinion de Rudolf Fick dans *Anatomie und Mechanick der Gelenke.* « Au fond », dit cet auteur, « la rotation pronatrice (anciennement rotation antéro-interne) est, sur le sujet préparé, limitée par la pression de la petite tubérosité humérale sur les bandes fibreuses antérieures ; la rotation supinatrice (anciennement rotation antéro-externe) l'est par la collision de la grosse tubérosité avec les bandes fibreuses postérieures. Cela ne se produit pas normalement sur le vivant, c'est-à-dire sans qu'une violence intervienne. Car dans le premier cas l'allongement des muscles postérieurs, dans le second cas l'extension des muscles antérieurs de l'épaule ne peut s'effectuer.... ». Cette interprétation de Rudolf Fick montre que si, dans les conditions ordinaires du travail musculaire, cette rencontre des surfaces articulaires ne se produit pas, elle est cependant probable dans des conditions d'exagération et de violence.

Au reste, Malgaigne, dans ses recherches anatomiques et expérimentales sur les luxations de l'épaule, avait admis que le col anatomique pouvait se mettre en rapport avec le rebord antérieur de la cavité glénoïde, et cet auteur voyait là une des causes de la fracture de la tête humérale.

Broca et Hartmann, dans leur mémoire sur les luxations de l'épaule paru en 1890, bien qu'ils insistent peu sur les mouvements de rotation interne, estiment que le contact peut se produire, mais avec déchirure de la capsule ou désinsertion du bourrelet glénoïdien.

Poirier et Mauclaire, dans la *Revue de Chirurgie* (1892), acceptent que, la capsule articulaire étant très lâche, le col anatomique vienne, dans un mouvement de rotation, se mettre en rapport avec un des bords de la cavité glénoïde, antérieur ou postérieur, « d'où fracture ». « Mais cela est-il possible sur le vivant, » ajoutent-ils. « Delpech l'admettait et expliquait ainsi la luxation de l'épaule compliquée de fracture du col anatomique, ou mieux la fracture du col anatomique avec déplacement extra-capsulaire de la tête humérale. »

Panas, dans l'article du dictionnaire de Jaccoud, énonce également la possibilité de la rencontre des surfaces osseuses.

Contrairement à l'opinion de ces auteurs, Kocher déclare que la fracture sus-tuberculaire ne peut se produire que par compression, la partie intra-capsulaire de la tête étant prise entre la cavité glénoïde et la voûte acromiale. Et il ajoute aussitôt : « Pour qu'il se produise une fracture par traction ou infraction, il faut que les ligaments opposent une résistance supérieure à celle de l'os. Sinon il se produira une luxation, ce qui se passe chez les gens âgés et chez les adolescents avant la fin de leur croissance ».

Nous souscrivons volontiers à ces conditions qui viennent à l'appui de notre manière de voir, puisque nous retenons comme élément important du traumatisme la résistance des moyens d'union. Nous avons vu, en effet, que le mouvement de rotation interne amène la face interne du trochin en rapport avec le rebord glénoïdien (fig. 1). Si l'agent quelconque, contraction musculaire ou torsion par violence extérieure, continuait à agir antérieurement et si les muscles et ligaments postérieurs pouvaient se rompre, la tête humérale tournerait autour du point d'appui du couteau glénoïdien et se luxerait en avant. Mais c'est une pure hypothèse, car, dans la réalité des faits observés, le surtout ligamenteux et musculaire résiste. En conséquence, la tête est fortement appuyée par deux groupes de forces parallèles et de même sens ; les antérieures agissent en contraction, les postérieures en résistance. Quant à la partie postérieure de la capsule, sa laxité permet l'écartement des surfaces articulaires en arrière (fig. 2).

De cet exposé nous arrivons donc à conclure que les mouvements de rotation interne du bras sont limités par la rencontre des deux surfaces osseuses, rebord glénoïdien et col anatomique avec le trochin comme cran d'arrêt.

Q'on suppose donc une force violente, telle qu'une contraction musculaire extrême, portant brusquement le bras en avant et en dedans (comme dans l'action de lancer une balle), et l'on réalise les conditions les plus favorables pour un tel traumatisme. Si, comme nous l'avons vu, il s'agit d'un homme âgé chez lequel la résistance osseuse est diminuée, ou d'un jeune sujet dont l'épiphyse n'est pas encore soudée, la rupture se produira fatalement au niveau du col anatomique.

Les mêmes faits qui peuvent produire la fracture du col anatomique peuvent aussi bien occasionner celle du rebord glénoïdien antérieur.

Avant de quitter ce chapitre sur le mécanisme, nous devons insister sur un point essentiel. On peut se rendre compte, en effet, après l'esquisse anatomique et physiologique que nous avons donnée, qu'il ne s'agit pas de fractures par arrachement, mais bien de fractures par véritable choc direct. L'agent vulnérant dans le cas particulier est la tête humérale et, fait curieux, c'est elle qui se brise. La force efficiente n'est autre que la brusque contraction musculaire ou la rotation forcée. L'os se rompt comme un levier de premier genre se romprait au point d'appui. C'est évidemment un mode de fracture assez spécial à cette région scapulo-humérale, et c'est ce qui en fait tout l'intérêt.

Une comparaison qui ferait mieux ressortir notre conception consisterait à assimiler l'humérus à un marteau, le rebord de la cavité glénoïde à l'arête d'une enclume : le marteau constitué par une matière plus spongieuse se brise contre l'arête vive de l'enclume.

CHAPITRE III

Anatomie pathologique

Les fractures intra-articulaires de l'épaule sont, nous l'avons vu, l'apanage des adolescents et des vieillards. Ce fait s'explique aisément. D'une part, chez les gens âgés le tissu osseux se raréfie, surtout dans les régions spongieuses comme la tête de l'humérus, et ces fractures présentent à ce point de vue quelqu'analogie avec celles de la tête du fémur. Les observations que nous rapportons personnellement appartiennent à des vieillards ayant atteint 60 et 70 ans. D'autre part, chez les adolescents, le cartilage de conjugaison constitue une région de moindre résistance. Ce n'est évidemment pas, chez les blessés, la violence de la contraction musculaire qu'il faut accuser uniquement, mais aussi la structure raréfiée de l'os ou le fléchissement de la réaction du tissu osseux dans la zone d'accroissement.

Il est fort possible qu'en dehors de ces variétés spéciales au vieillard et à l'adolescent, il existe aussi des fractures obstétricales qui échappent le plus souvent à l'analyse. Bibard, dans sa thèse, en signale un certain nombre d'observations ; mais il n'en précise pas suffisamment le mécanisme pour qu'on puisse en faire état. Dans la manœuvre d'abaissement du bras, lors des présentations du siège, Kuestner, Korewski ont signalé des divulsions de ce genre. Bien que nous n'ayions aucune donnée spéciale pour retenir ces faits, nous estimons que dans le mouvement d'abaissement des bras, quand on « fait moucher le fœtus », on produit une adduction et un abaissement dont la résultante équivaut à une rotation antéro-interne, c'est-à-dire à une butée de la base de la tubérosité contre le rebord glénoïdien.

Nous ne possédons pas de pièces anatomiques provenant de fractures appartenant aux diverses variétés que nous étudions. Mais, d'après la radiographie que nous possédons du blessé de l'observation I et d'après les renseignements fournis par les autres cas cliniques, nous pouvons dire qu'il s'agit, soit de fractures parcellaires, soit de fractures complètes de la tête humérale.

Les fractures parcellaires sont représentées par des encoches plus ou moins profondes de la calotte articulaire (A. Polosson), siègeant au niveau du col anatomique juste au-dessus du trochin et pénétrant plus ou moins profondément dans l'intérieur du tissu spongieux.

Les fractures complètes intéressent toute la calotte

de la tête humérale qui est comme fauchée par une section franche. La tête humérale, ainsi détachée, se trouve reportée en arrière. Cette mobilisation dans le plan postérieur de la cavité articulaire très nettement indiquée sur la radiographie de l'observation I (fig. 4) paraît être due, non pas à la violence même du choc, mais à ce que le rebord glénoïdien continuant son action après l'effraction de la calotte articulaire repousse à la manière d'un coin celle-ci en arrière. Il est possible que le tendon de la longue portion du biceps intervienne également pour chasser et maintenir postérieurement le fragment déplacé.

Quelle est la destinée de ce fragment ainsi isolé dans l'intérieur de la cavité articulaire ? Les auteurs sont loin d'être d'accord à ce sujet. Les uns pensent que ce fragment osseux, privé de toute connexion vasculaire, peut se nécroser et amener une arthrite purulente. C'est là une conception ancienne que les faits ont démentie. D'autres ont pensé qu'il devait se produire une véritable ostéite raréfiante du fragment, se terminant par la disparition progressive et la résorption finale de la tête. Quelques-uns enfin ont signalé des modifications de volume de la tête qui diminue et constitue un véritable corps étranger intra-articulaire. A côté de ces opinions, il a été constaté d'autres faits dont l'importance ne peut-être discutée : c'est la formation d'un véritable cal, souvent fibreux et plus rarement osseux. Ce cal serait du reste assez précaire, si l'on s'en rapporte aux auteurs.

Dans les fractures par contusion, chocs, on a

observé de véritables renversements de la tête humérale, face convexe contre le trait de fracture diaphysaire et surface vive du fragment contre la cavité glénoïde. Mais rien, dans les éléments d'étude que nous avons recueillis, ne peut autoriser à admettre un tel bouleversement. Nous ne signalons cette conception que pour mémoire.

Les décollements juxta-épiphysaires doivent obéir ici aux mêmes lois que les décollements traumatiques tels qu'on les observe dans les cas de chocs directs ou de chutes. Ils se rapprochent donc beaucoup de la description qui a été donnée par Conte dans sa thèse de Lyon, 1896, et dans l'ouvrage récent de Judet. Ce dernier auteur a établi, par des radiographies, la situation exacte du cartilage de conjugaison aux diverses étapes du développement osseux ; nous n'insisterons pas sur ce point par lui bien établi.

Nous avons voulu nous rendre compte, par des coupes osseuses suivant l'axe de l'humérus, de l'étendue des lésions et de l'attrition du tissu osseux qui devait se produire à la suite de manœuvres de rotation, sans sortir des conditions particulières des traumatismes considérés. Comme nous avons opéré les manœuvres de rotation sur un sujet ayant dépassé l'âge des décollements et n'ayant pas atteint celui des fractures séniles, nous n'avons pu évidemment produire l'effondrement du tissu spongieux de la tête. Mais on peut obesrver, sur les radiographies de nos coupes (fig. 3) qu'il existe au-dessus des tubérosités une zone de raréfaction normale des travées dans laquelle, par conséquent, la résistance est beaucoup moins grande. Sur la figure 5, photographie de la face antérieure de l'humérus sur lequel ont porté nos manœuvres, on peut observer à la base du trochin et du côté interne, une érosion assez marquée portant sur le col anatomique. Or, la zone raréfiée correspond exactement au point traumatisé par le choc du rebord glénoïdien. Comme nous l'avons dit, nos coupes portent sur un sujet jeune, chez lequel le cartilage de conjugaison persiste encore assez nettement, mais est à la veille de disparaître. Comme c'est un âge où l'on ne rencontre aucune des lésions de décollement ou de section de la tête, on ne peut observer sur un pareil sujet que des encoches plus ou moins profondes. C'est le cas dont nous avons vu l'exposé dans l'observation d'éclamptique de 30 ans, relevé par le professeur A. Polosson.

Nous ne donnons pas de coupes de la tête humérale sur des sujets âgés, mais nous avons pu nous rendre compte, sur des pièces conservées, de la raréfaction du tissu spongieux, non seulement dans la zone que nous venons d'indiquer, mais sur toute la surface articulaire. Cette constatation nous permet d'infirmer la théorie de Kocher qui veut que la fracture de la tête se fasse par compression entre la cavité glénoïde et la voûte acromiale : si les choses se passaient ainsi, il y aurait écrasement total, mais non décapitation de la calotte de la tête humérale dans la capsule.

Les radiographies du rebord glénoïdien nous manquent également. Mais nous avons vu que cette région est constituée par du tissu compact et que c'est elle qui constitue l'agent de pénétration, moins intéressant pour nous que le lieu de la fracture.

Si nous avons cru devoir faire les radiographies de coupes osseuses, c'est que nous tenions à apporter un élément de plus à la conception que nous avions indiquée sur le rôle actif de la tête humérale et du rôle plutôt passif du rebord glénoïdien dans les diverses lésions du col anatomique.

Un dernier point nous a paru attirer l'attention, bien que les auteurs ne s'y arrêtent que fort peu. Nous en avons parlé plus haut assez rapidement et demandons à insister sur ce sujet. Que devient le tendon de la longue portion du biceps dans les traumatismes intra-capsulaires de la tête humérale ?

Bien que certains auteurs, et les Allemands en particulier, le rendent solidaire des mouvements de rotation par suite de ses connexions capsulaires, il ne nous paraît pas en résulter pour lui de dommage direct. Il est bien probable que ce tendon ne doit être ni contusionné ni déchiré. Mais il subit un déplacement anormal en perdant le point d'appui de la calotte sphérique qui lui servait de poulie fixe sur une longueur d'un quart de circonférence. Ce tendon doit donc être jeté comme une corde raidie par le poids du membre entre son insertion sus-glénoïdienne et le rebord brusque de la portion humérale décapitée de son hémisphère articulaire. Dans cette nouvelle position, il peut retenir en arrière le fragment déplacé et contribuer à le maintenir dans cette situation anormale.

En ce qui concerne les fractures du rebord glénoïdien, nous ne pouvons indiquer aucune particularité, ne possédant qu'une observation où le déplacement est minime et où l'importance de la lésion n'est pas très considérable, le dommage portant relativement peu sur la portion osseuse compacte déjà revêtue du bourrelet fibreux périphérique.

Les cas anciens de fractures intra-articulaires de l'épaule ne sauraient retenir notre attention, car nous n'avons pas encore d'indications sur les suites éloignées des fractures proprement dites. Quant aux décollements juxta-épiphysaires, ils ont évidemment les mêmes conséquences, peut-être plus atténuées, que celles que l'on décrit dans les lésions similaires dues à des chocs ou à des chutes sur l'épaule ou le coude.

CHAPITRE IV

Symptômes. Diagnostic. Traitement.

Le diagnostic des fractures intra-articulaires de l'épaule est loin d'être aisé, car les symptômes que l'on peut observer manquent de précision. Les commémoratifs n'ont pas une grande netteté. Toutefois l'âge du malade (si c'est un adolescent ou un vieillard), ainsi que son récit impliquant la notion d'un effort ou d'une torsion violente du bras, peuvent fournir une indication qu'il faut recueillir avec soin. Mais là se bornent en général les éclaircissements et les renseignements qu'on en peut attendre. Il est vrai que les blessés ajoutent qu'ils ont ressenti une violente douleur dans l'épaule ; que le bras est immédiatement retombé, inerte; que les mouvements sont impossibles ou très douloureux.

L'examen clinique apporte à son tour quelques éléments, cependant plus nets, mais de valeur inégale. Le symptôme que l'on constate à la palpation est une distension de l'articulation de l'épaule par l'épanchement sanguin intra-articulaire, distension commune à plusieurs variétés de traumatismes de l'épaule. Cet empâtement rend la palpation obscure et voile, au moins pendant quelque temps, les symptômes plus précis qui pourraient orienter le diagnostic. Ces signes, que l'on doit rechercher, sont la crépitation ou tout au moins les craquements osseux plus ou moins gros. Ce n'est pas la crépitation neigeuse due à l'hémarthrose qu'il faut chercher, pas plus que le frottement cartilagineux, mais bien la crépitation vraie, la crépitation osseuse sèche, pétillante, provenant de surfaces hérissées d'irrégularités frottant l'une contre l'autre. Cette crépitation n'apparaît que tardivement.

La palpation montre encore que l'articulation est douloureuse surtout en avant, dans la région antérieure du rebord glénoïdien. Les mouvements provoqués sont intolérables.

Mais cet ensemble de symptômes serait bien insuffisant, s'il n'existait un signe principal qui peut mettre le plus souvent sur la voie du diagnostic : c'est l'impotence absolue de l'épaule. Quand on écarte le bras du tronc, on est étonné de voir que le blessé ne puisse garder le bras dans cette attitude et que celui-ci retombe toujours inerte. comme s'il s'agissait d'une véritable paralysie. Le patient est dans l'impossibilité absolue de mouvoir le membre supérieur et ne peut exécuter dans aucun sens aucun mouvement de l'épaule. Cette impotence ou, pour mieux nous exprimer, eette inertie du bras persiste assez longtemps. Nous serions tentés de considérer ce fait comme le symptôme caractéristique de ces fractures de la tête dans la capsule.

Ce signe, propre aux fractures vraies, doit *a priori* se rencontrer également dans les décollements juxta-épiphysaires. C'est tout au moins une déduction qui nous semble logique.

Si nous avons insité sur ce fait du bras pendant inerte le long du corps, c'est que l'observation courante nous montre que la plupart des blessés affectés soit de fractures extra-capsulaires, soit de luxations de l'épaule, ont une tendance manifeste à soutenir le membre atteint, à en soulager le poids, alors que dans les observations détaillées que nous possédons, il semble que le malade évite plutôt cette manœuvre.

Cette symptomatologie est, comme on le voit, assez rudimentaire et ne permettrait pas de poser un diagnostic certain sans un contrôle plus précis. On ne saurait, en vérité, affirmer une fracture intra-articulaire de l'épaule si on ne l'a pas vue. Or, comme on ne peut découvrir l'articulation pour la voir, il reste le procédé de choix, c'est-à-dire la radiographie. Ce moyen d'investigation est le seul qui puisse conduire à une affirmation (fig. 4).

Ces affections intra-articulaires peuvent être confondues avec des arrachements tubérositaires qui sont alors l'œuvre des contractions musculaires ou de violences et chocs directs. C'est ainsi que Poutrin, dans sa thèse de Lyon, 1902, rapporte un grand nombre de cas de fractures partielles de l'extrémité supérieure de l'humérus et montre combien elles sont difficiles à reconnaître. On peut cependant supposer que les arrachements tuberculaires ne peuvent amener une impotence fonctionnelle aussi complète, et que les mouvements d'élévation et d'abaissement peuvent encore être esquissés en avant et en arrière et en dehors. Avant la radiographie, les lésions intra-capsulaires rentraient dans le cadre des arthrites et périarthrites de l'épaule, dénomination qui tend aujourd'hui à disparaître au fur et à mesure que se classent et se précisent les différentes localisations traumatiques : fractures de la tête, du rebord glénoïdien, des tubérosités.

Les luxations de l'épaule ne sauraient être confondues avec les lésions que nous étudions, si ce n'est dans le cas où la luxation s'est compliquée de fracture intra-articulaire. Mais là encore, la radiographie permettra de lever tous les doutes.

Il ne nous paraît pas utile de pousser plus loin le diagnostic différentiel et d'envisager les cas de fractures extra-capsulaires ou même diaphysaires voisines de la région du col chirurgical de l'humérus ou de l'omoplate, car ces dernières ont en général une symptomatologie plus précise, et en cas de doute la radiographie vient encore dissiper toute équivoque.

Nous serons bref également sur le traitement des fractures intra-articulaires de l'épaule. Ce traitement ne peut être envisagé que de deux façons :

L'expectation, c'est-à-dire l'immobilisation de l'épaule pendant un délai d'un mois environ, pendant lequel seront faits, dès la première huitaine, des massages légers de la région articulaire. Puis, ce temps écoulé, le malade devra être soumis à des mobilisations de plus en plus actives.

En second lieu, l'intervention chirurgicale se présente. Les auteurs ont préconisé, dans les fractures vraies de la tête humérale chez les gens âgés, l'ablation du fragment détaché. C'est ainsi que Shands (A. R.) en 1910 (*The American Journal of orthopedy Surgery*) a pratiqué l'ablation de la tête de l'humérus chez un homme de 67 ans, quatre semaines après l'accident. La guérison survint sans complications et les mouvements de l'épaule se rétablirent dans une grande proportion.

Le traitement, dans les cas de décollements juxta-épiphysaires, doit toujours être conservateur, de peur de complications et d'anomalies dans l'accroissement de longueur de l'os.

Chez le vieillard, si l'impotence fonctionnelle est absolue, que la consolidation soit impossible, on procédera à l'ablation. Mais on devra plutôt compter dans les autres cas sur le traitement d'expectative.

Le petit nombre de faits que nous avons pu recueillir, ne nous autorise pas à donner de plus grands développements sur le traitement de ces affections. Nous nous bornerons donc à cet aperçu général, et nous serons heureux de voir s'ajouter quelques contributions nouvelles à cette question un peu limitée mais cependant assez intéressante pour mériter quelques recherches.

CONCLUSIONS

1° Les fractures intra-articulaires de l'épaule peuvent être produites par des contractions musculaires, ou par des mouvements de rotation forcée.

2° Le mécanisme de ces fractures ou des décollements juxta-épiphysaires réside dans la rencontre du col anatomique avec le rebord antérieur de la cavité glénoïde. L'os se brise ou se disjoint, comme le ferait un marteau de matière peu dense sur l'arête d'une enclume dure.

3° Ces fractures se rencontrent aux deux extrêmes de la vie, chez les adolescents et chez les vieillards. A l'âge adulte, il ne se produit que des fractures partielles, ou des encoches par enfoncement.

4° L'extraction de la tête humérale, flottante dans la cavité articulaire, n'est indiquée que chez les malades âgés, lorsque la consolidation n'est pas obtenue et quand l'impotence fonctionnelle est trop absolue.

TABLE DES MATIÈRES

www.ingramcontent.com/pod-product-compliance
Ingram Content Group UK Ltd.
Pitfield, Milton Keynes, MK11 3LW, UK
UKHW032003260826
14628UKWH00005B/2248

9 782019 636548